# نصائح طبيه لا بُدَّ منها

تذكَّر دائما بأنَّك غير مُجبر على أكل كل ما يُقدَّم لك مِن طعام نوع وكميه

اهم اعراض السرطان: شحوب واصفرار,تعب سريع, نزف لابسط شده او خدش, التهاب وتورم ونزف اللثه ,تورم الطحال والغدد اللمفاويه .

اهم اعراض داء السكر: فقدان الوزن, جفاف وشعور بالعطش, تبول لمرات عديده, اصابه سابقه في العائله ,العصبيه والتوتر,جرح لايلتئم .

اهم اعراض امراض القلب: الم الصدر, التعب السريع, تسارع النبض, صعوبة التنفس, تورم الأقدام

اهم طريقه لتشخيص ارتفاع ضغط الدم هو قياس الضغط الدوري كل 3_6 اشهر لتجنب الجلطه الدماغيه المفاجئه .

أهم مضاعفات التهاب اللوزتين التقيحي في الأطفال هو روماتزم القلب والمفاصل لذلك ينصح بعدم نوم الأطفال جميعهم في غرفه واحده بسبب أحتمال تنقَّل الأصابه بينهم وتحولها الى حاله مزمنه وأنتقالها الى القلب

ويفضل رفع اللوزتين المتقيحه المتكرره بعمليه جراحيه

أخطر شئ مُمكن أن يحصل من ألامراض بسبب عدم الأستحمام وغسل الملابس هما الجرب والفطريات الجلديه

مِن أهم العوامل التي تساعد على شفاء المرض هو الأسراع في طلب العلاج والتشخيص المُبكر

الكثير مِن أمراض الأطفال لاتحتاج أستخدام المضاد الحيوي لان معظمها التهابات فيروسيه لها فترة عمر محدده ويشفى منها الطفل وكل مايحتاجه هو علاج للاعراض فقط مثل الحمى والسعال

استخدام حبة اسبرين اطفال يوميا بعد سن الاربعين عام يقلل أحتمال الأصابه بالجلطه الدماغيه وخصوصا الأشخاص الذين لديهم تاريخ مرضي في العائله مثل أرتفاع الضغط او الجلطه

مِن الظروري جدا مراجعة المرأه الحامل للممركز الصحي من أجل الفحص الشهري وعمل فحص الدم العام ، فحص سكر البول او الدم وقياس الضغط مِن أجل تجنب مضاعفات جدا خطره لا قّدر الله ومنها ارتفاع الضغط والجلطه وداء السكر

قبل مراجعة الطبيب تذكَّر كل الأعراض والأحداث التي رافقت المرض مِن أجل مساعدة الطبيب لمعرفة التشخيص الصحيح

صداع مستمر لعدة أيام دون أستجابه للمهدئات يتطلب مراجعة الطبيب خصوصا اذا بدأت تظهر معه أعراض أخرى

غسل الوجه بالماء الدافئ لعدة مرات يوميا هو أفضل طريقه للوقايه ويساعد في علاج الامراض الجلديه ومنا حب الشباب Acne

أنَّ الجلوس ولفترات طويله بدون عمل مِن أهم أسباب الأصابه بامراض القلب والشرايين

شئ لا تتجاهله أطلاقاً وهو السقوط على الارض أو أقل شده على الرأس بالنسبه لكبار السن وذلك لاحتمال نزف دماغ لاتظهر أعراضه الا بعد ايام او أحتمال كسر خطي لعظم الفخذ

أهم أعراض الالتهاب والتي تتطلب العلاج باسرع وقت هي
الأحمرار
الالم
التورم
أرتفاع حرارة وضعف أو فقدان وظيفة الجزء المصاب

أستمرار الطفل بحك وامساك الاذن ولفترات متكرره يدل على أحتمال التهاب الأذن الوسطى وأهماله يؤدي الى تكون قيح وتمزق غشاء السمع

من الضروري ان يحصل المواطن على مستوى معين من التوجيه والمعرفه الصحيه لكي يسهل التواصل والتفاهم بين المريض والمؤسسات الصحيه لعلاج الامراض والأوبئه

مِن بعض علامات داء السكر هو جرح لا يلتئم

تجنب القلق المُستمر لا أحد اهم الاسباب التي تساعد على أرتفاع ضغط الدم

الثقافه الصحيه العامه مِن أهم العوامل التي تؤدي الى حماية العائله والمجتمع مِ الامراض

هل انت مُعَقّد ؟

المعقد هو الشخص الذي تصبح كل تصرفاته وقراراته ردود افعال لتجارب فاشله لايستطيع او لا يريد تجاوزها

هل تعلم أن انواع من البكتريا المسببه لتسوس الاسنان والتهاب اللثه قد تنتقل الى مجرى الدم وتسبب التهابات القلب التي قد تكون قاتله

ضغط الدم المرتفع هو ١٣٠ على ٨٠ ويحتاج الى علاج مع وجود العامل الوراثي مثل اصابة احد الوالدين بارتفاع ضغط الدم

هل لديك القدره على مناقشة الطبيب في الحاله المرضيه التي أتيت من اجلها_ هذا ما يسمى بالوعي والثقافه الصحية

لا تستهين باي طفح جلدي اذا طالت فترته وأستمر في في الأنتشار لانه ربما يكون علامه تدل على وجود مرض رئيسي اكثر خطوره وعليه أطلب الاستشاره والعلاج باقرب وقت

لا يفضل زواج الأقارب بسبب زيادة أحتمال أجتماع صفتان متنحيتان لأمراض نادره وخطير متواجد بين أفراد القبيله الواحده مما تؤدي الى ظهور المرض في الأطفال

الرعايه الصحيه الأوليه للحوامل جدا مهمه لتجنب الأمراض القاتله للأم مثل الضغط والزلال وكذلك حماية الجنين من أمراض الدم القاتله وخصوصا عدم تطابق فصائل الدم

لا تحاول أخفاء أي معلومه طبيه في تاريخ المريض عن الطبيب مهما كانت محرجه لانها قد تكون سبب في قتل المريض

من أهم الأسباب التي تؤدي الى تساقط الشعر هي
الفطريات ، العامل النفسي ، سؤ التغذيه واضطراب وظيفة الهورمونات

من الضروري جدا الأنتباه لأي مخاطر صحيه متوقعه من أي وظيفه تحصل عليها مثل تليف الرئتين الناتج عن العمل في حقول الدواجن والطيور كذلك سرطان الدم الناتج عن الأشعاع والبنزين وهناك أمثله أخرى

فائدة الفحوصات الروتينيه عند زيارة الطبيب هو لتشخيص بعض الأمراض بصوره مبكره والتي لاتظهر اعراضها على المريض الا بعد فتره طويله مثل داء السكر وبعض أمراض الدم

الأنطواء (Introversion) من أهم أعراض الكثير من الأمراض النفسيه وخصوصا عند الأطفال والتي تستدعي الأستشاره الطبيه باسرع مايمكن

أحد أعراض الأمراض النفسيه المهمه جدا وخصوصا عند مرضى أنفصام الشخصيه (Paranoid) ويشعر فيها المريض بانه مُراقب مِن قبل أشخاص يحاولون الأيقاع به

العوق الأجتماعي

هو وجود خلل مزمن في العلاقه الاسريه والاجتماعيه يمنع الأفراد مِن أداء وظيفتهم في الحياة بصوره صحيحه

يجب تغيير طريقة وأسلوب الحياة بين فترةٍ وأُخرى ولذلك لأن متطلبات كل مرحلة في الحياة تختلف عن الأخرى مِن حيث التغييرات البدنيه والنفسيه والفسيولوجيه فالمراهق غير البالغ والبالغ غير الشيخ

من الضروري جدا معرفة طريقة أستعمال العلاج قبل مغادرة عيادة الطبيب لأن عدم معرفة كيفية استخدام العلاج كالذي يغادر العياده بدون علاج

مِن الضروري جدا مراقبة والأنتباه لأي تغير سريع في الوزن لأنه علامه على حاله مرضيه غالبا ما تكون جديه وتستدعي العلاج المُبكر مثل أمراض السرطان وداء السكر

يجب أن تكون لكل شخص فكره ومعلومات لاباس بها في كيفية تعقيم الجروح ومعرفة الأعراض التي تدل على تلوث الجروح مثل الاحمرار والحمى والتورم والألم

عند الأنتقال من بيت الى آخر ومن مدينه الى أخرى من المهم معرفة الامراض المستوطنه الوبائيه هناك من أجل الوقايه وتجنب الاصابه ومن هذه الأمراض التايفوئيد ، حمى مالطا ، التدرن ، الكوليرا وغيرها

علاج الأعراض لايعني الشفاء ، أجعلها مرحله أوليه يليها أستشارة طبيب العائله باقرب وقت

مِن الضروري جدا أختيار طبيب العائله Family doctor وتجنب التنقل مِن طبيب لآخر لكي تكون للطبيب فكره عن التاريخ المرضي لكل أفراد العائله

عندما تشك في اصابة كبير السن بذبحه صدريه بسبب الم شديد في الصدر ، أعطه حبة اسبرين مباشرة وهو في طريقه للطوارئ وذلك لتجنب الأنسداد الكامل للشرايين التاجيه للقلب .

حاول دائما تجنب جانب الأطمئنان عند التعامل مع أعراض المرض ، دأئما فكر بالأحتمال الأسوء وأطلب الأستشاره

تجنب شرب كميات كبيره من الماء في الصيف وخصوصا بعد الأجهاد والتعرق لان فقدان أملاح الصوديوم مع التعرق وتناول الماء الكثير يجعل الدم خفيف التركيز وهذا يؤدي الى الأصابه بوذمه دماغيه قاتله

حاول قدر الأمكان تجنب مساحيل الغسيل ذات الأشكال والألوان البراقه والجميله المنزليه مثل القاصر ومن ضمنها المستخدمه في أدامة السيارات وكذلك مبيدات وقاتل الحشرات والقوارض وذلك لتجنب حالات التسمم القاتله خصوصا الأطفال

من الضروري معرفة السعرات الحراريه في وجبات الطعام اليوميه لتجنب السمنه وأمراض القلب والشرايين ، ويبلغ معدل السعرات الحراريه التي يحتاجها الشخص يوميا مايقارب2,500 كالوري او وحده حراريه

من الضروري تناول الاسماك مرتين في الأسبوع وذلك لأحتوائها على زيت أوميكا-3 الذي يمنع الأصابه من تصلب الشرايين

حاجة الجسم للماء تتراوح بين 6-8 أقداح يوميا لتجنب الجفاف وذلك لأن الماء أهم جزء حيوي في تركيب خلايا الجسم

الطريقه السهله والصحيحه لأعطاء الطفل العلاج والشراب بالتحديد
هو أن تُبقي الملعقه داخل فم الطفل وعدم أخراجها الا بعد أن تتاكد بانه أبتلع الشراب وأن بقاء الملعقه داخل الفم تمنع أي محاوله من الطفل لبصق العلاج

**أهم العلامات التي تدل على حدوث الجلطه الدماغيه خصوصا المريض الذي يعاني من ارتفاع ضغط الدم والتي تتطلب الاسراع فورا بنقل المريض الى قسم الطوارئ هي :**

**أحد جانبي الوجه يبدأ بالخدر ومن ثم الترهل أو أنحراف زاوية الفم**

**ضعف مفاجئ في أحد الأطراف**

**التلعثم وصعوبة النطق**

**غشاوه في الرؤيه**

**صداع وفقدان التوازن**

**شعور بالدوار**

**التشوش في فهم ما يجري**

**كل هذه الأعراض تستدعي التصرف باسرع مايمكن**

**الخطوه الأولى والأهم في علاج معظم حالات النزف هو الضغط المباشر باليد او الرباط الضاغط**

**أول خطوه في علاج أسهال الأطفال هو باعطاءه محلول الارواء الفموي لتجنب الجفاف الشديد والذي فيما اشتد قد يسبب فشل أهم أعضاء الجسم مثل الكليتين ، وأهم أعراض الجفاف هو العطش الشديد ، نزول محجر العين وجفاف الجلد**

أهم مضاعفات السمنه وأخطرها هي عجز القلب ، أرتفاع ضغط الدم ، داء السكر والتهاب المفاصل المزمن

حاول قد الأمكان تجنب المكانات المزدحمه مثل الصفوف والشوارع وأماكن التشوق والباصات وذلك بسبب أزدياد أحتمالية الأصابه بالمراض المعديه كلما أزداد الأزدحام وأزدادت فترة بقاءك هناك وخصوصا الأماكن عديمة التهويه ومنها أمراض الرئتين البكتيريه

من أهم ألاعراض التي تدل على تدهور حالة المريض المصاب بالتهاب
المسالك البوليه والتي تدل على حدوث أنسمام او تسمم الدم بالسموم البكتيريه أهم هذه الاعراض الحمى التي تستمر بالأرتفاع رغم العلاج

من الأشياء المهمه عند مريض داء السكر والتي يجب الأنتباه لها ومراقبتها هو فقدان الأحساس والشعور بالألم في القدمين مما يجعله يجهل الجروح او الخدوش التي تتعرض لها القدم باستمرار وبالتالي أهمللها وتعرض هذه الجروح للالتهابات وأحتمال الغنغرين وهو موت الأطراف وتحول لونها الى اللون الأسود

وجود مطفأة حريق واحده في البيت أو مكان العمل تساهم في أنقاذ ارواح العشرات من الأشخاص وتجنب الكثير من الأضرار

**ما هي المنطقه الخطره Danger Area في الجسم ؟**
**هي المنطقه من الوجه والتي تشمل الفم والأنف والتي فيما أذا حصل فيها أي التهاب بكتيري او فايروسي مهما كان بسيط فهناك أحتمال كبير أنتقاله الى أغشية الدماغ ويسبب التهاب سحايا الدماغ وعليه يجب الأسراع في علاج أي ألتهاب في هذه الأماكن بواسطة المضادات الحيويه**

**تجنب العلاقات والمعاشره الجنسيه المحرمه والغير صحيه لأنها سبب رئيس في أنتقال مرض الأيدز ، السفلس والسيلان والذي ينتقل بدوره الى شريك الحياة**
**أهم أعراض السيلان هو قيح أخضر كثيف ومستمر يخرج من الأعضاء التناسليه برائحه مقززه**
**أهم أعراض الأيدز هي الحمى ، الطفح الجلدي ، ضعف عام والخمول مع التهاب وتورم الغدد اللمفاويه ويصبح المريض عرضه للاصابه بكافة الألتهابات البكتيريه والفايروسيه**

**التعرض للبرد الشديد ولو لثوان معدوده قد يعرض الطفل للأصابه بنزلة برد حاده وتعرض الشخص البالغ قد يؤدي للأصابه بشلل العصب السابع الذي يزود عضلات الوجه لذلك من الضروري الوقايه من البرد الشديد**

## الزائده الدوديه

من أكثر الحالأت المرضيه الجراحيه التي تصل الى المستشفيات يوميا هو الم البطن الناتج عن التهاب الزائده الدوديه ويعتقد الكثير أن مكان الألم دائما الجهه اليمنى السفلى من البطن ولكن يجب لفت الأنتباه بان الم الزائده الدوديه يبدأ على شكل الم شديد حول المعده وأعلى البطن مع تقئ قوي وفقدان الشهيه ويستمر هكذا لعدة ساعات قبل ان ينتقل ويتركز أسفل البطن ، هذه الساعات جدا ضروريه لأجراء العمليه وتجنب التاخير في طلب الأستشاره الطبيه قبل أن تحصل مضاعفات خطيره

## اللثه الطبيعيه

يجب معرفة اللثه الطبيعيه والتي تتميز باللون الوردي الفاتح والتي تختلف عن اللثه الملتهبه ذات اللون الاحمر الغامق والذي ربما يصاحبها الم وتورم ونزف خفيف

## اللقاحات

من الأشياء المهمه التي ممكن أن تقوم بها وزارة الصحه هو تنسيب ممرض في كل مدرسه لمدة ساعه أو ساعتين لمتابعة الحاله الصحيه العامه للأطفال وكتابعة دفاتر وسجلات اللقاحات المقرره ويمك أن يكون هذا التنسيب تطوعي أذا تطلب الأمر

من الضروري جدا أن يكون هنالك وعي صحي من قبل الوالدين من أجل متابعة جدول اللقاحات الخاصه بالأطفال لتجنب الأصابه بالنكاف والحصبه وشلل الأطراف الذي يكون ماساة حقيقيه في حياة الطفل بسبب عدم أخذ اللقاح

## التدخين والربو

وجود أحد أفراد العائله يدخن السكائر قرب المريض المصاب بالربو يعمل على تهيج وتحسس القصبات الهوائيه وحصول أمة ربو حاده لذلك ينصح بعدم التدخين في المكان الذي يتواجد فيه شخص مصاب بالربو

## لسعة النحل وتحسس الجلد

عند تعرض الطفل الى لسعة النحل او أي حشره أخرى يجب الأسراع بطلب العلاج مع ظهور أول أثر على الجلد مهما كان بسيط لانه من الصعب التكهن بسرعة أنتشار الطفح في كل جسم الطفل وربما حصول تحسس وتضيق القصبات الصدريه الرئويه

وكاجراء أولي يمكن أعطاء المريض حبة أنتي هستامين او حبة دكساميثازون او على شكل كريم موضعي لحين الوصول الى قسم الطوارئ

## الأطفال والتسمم بحبوب الباراسيتول

من أكثر العلاجات التي يحصل معها التسمم في الاطفال هي الباراسيتول التي لا تعبأ في علب محكمة الغلق التي لايستطيع فتحها الأطفال

من الضروري جدا معرفة الوقت الذي حصل في التسمم وكمية أو عدد الحبوب التي تناولها الطفل لأنها أهم العوامل التي تحدد مدى الظرر الذي تعرض له الجسم وبالأخص الكبد والذي يؤدي الى فشل الكبد الحاد

## الحصبه والنكاف

الحصبه والنكاف والكثير من أمراض الأطفال الأخرى الفيروسيه لا تحتاج الكثير من العلاج سوى مسكن للألم والحمى والسعال وملطف للجلد الذي تعطى من قبل طبيب العائله مع مراقة تطور الحاله حيث معظم هذي الأمراض لها فتره أيام معدوده معروفه بعدها يحصل الشفاء لذلك لا ينصح باستخدام العلاج الكثير مثل حُقَن المضاد الحيوي العضلي الذي ليس له أي نفع في مثل هذه الأمراض

## الأصابات الشديده مثل حوادث السيارات

أهم خطوتين والأكثر أهميه عليك القيام بها كمُسعف لانقاذ حياة المصاب هي العمل على فتح المجاري التنفسيه بابعاد الدم من فم وأنف المصاب وثانيا أيقاف النزيف بالضغط المباشر

## علاج البسكوبان (علاج الم المغص)

لا يجوز كتابة أو صرف هذا العلاج من قبل أشخاص أخرين غير الطبيب المعالج المباشر وذلك لان وصف العلاج بدون تشخيص يؤدي الى أختفاء الأعراض والألم مع بقاء السبب الرئيسي والذي يؤخر المريض لطلب العلاج الحقيقي وهو التداخل الجراحي والذي قد يؤدي الى وفاة المريض كما في حالة التهاب الزائده الدوديه

الهياج العصبي وتبدل المزاج ليس دائما يعود لمرض نفسي وقد يكون عرض لأمراض أخرى مثل داء السكر, تليف الكبد واورام الدماغ

من اكثر الأسباب الصحيه التي تؤدي الى الشعور بالعطش هو داء السكر

لالتهاب نوعان : 1
infection_ وهو دخول الجراثيم للجسم وأحداث ضرر
Inflammation_2 وهو دفاع تقوم به خلايا الجسم المناعيه وهو غالبا مفيد

من أهم اسباب الكوارث والأخطاء الطبيه هي تلك الناتجه عن التطمين الكاذب false assurance من قبل الأهل أو الموظف الصحي المباشر الذي يتعامل مع حالة المريض وعليه دائما توقع الأسوء دون أخافة او ترويع المريض

الوعي والثقافه الصحيه تمكن المريض من شرح وتوضيح اعراض مرضه وتاريخه المرضي للطبيب بصوره دقيقه مما يسهل التشخيص على الطبيب

البواسير

مِن أهم أسباب البواسير هو الأمساك المزمن وذلك لان الامساك يسبب ضغط شديد على أوردة منطقة الحوض

هز الرأس الى الأمام والخلف باستمرار أثناء القراءه والحفظ هو محاوله وجهد نفسي وفسيولوجي للتخلص مِن المؤثرات الخارجيه Distractions من أجل التركيز والأنشغال بالموضوع الذي نحاول حفظه وغالبا هذا الشئ يفيد للحفظ وليس الفهم

الخضروات

بأختصار أهم ما في الخضروات في مائدة الطعام هو فيتامين سي الذي يدخل في بناء الكولاجين وهو أهم مكونات الجلد فيعطي للوجه نضاره ويقلل اعراض الشيخوخه
كذلك تحتوي الخضروان الفولك اسيد Folic acid الذي هو مكون أساس في بناء الخلايا العصبيه وزيادة التركيز وتقوية الذاكره
كذلك وأن الألياف الموجوده في الخضروات تسهل حركة الأمعاء بصوره طبيعيه وتمنع الامساك

## السعال

ان الطرقه الصحيه المُثلى للسُعال وتجنب أنتقال العدوى بين الأشخاص هي كالتالي : تجعل رأسك الى جهه معينه وترفع ذراعك عندها يكون فمك أقرب مايكون الى أعلى الذراع لتمنع أنشار رذاذ السعال

## أهم أعراض فقر الدم
شحوب اللون
التعب السريع
صعوبة التنفس
الازرقاق في الحالات المتقدمه

## الأكل
الأكل هو قسمان
التلذذ والشبع
حاول أن توازن بينهما لتصل للمعنى الحقيقي التغذية والأكل

## أهم أسباب ضغط الدم
الوراثه
التغذيه السيئه وتصلب الشرايين
العامل النفسي والقلق المستمر
أمراض الكلى
بعض الأمراض المزمنه مثل السمنه وداء السكر
بعض مضاعفات الحمل مثل زلال الحمل

اهم أسباب تساقط الشعر
الوراثه , الفطريات , سوء التغذيه , العامل النفسي , اضطراب توازن الهرمونات ,بعض الادويه.

احدث دراسه:
الوِحده loneliness الانعزال نفسيا واجتماعيا وجسديا يسبب داء السكر وارتفاع ضغط الدم

احدث دراسه:
توجد في جسم الإنسان العديد من الجينات المرضيه الكامنه Locked ما ان يتعرض الشخص الى ظروف بيئيه غير عاديه فانها تتفعل Unlocked وتسبب المرض وخصوصا الجنين الذي يحصل له مضاعفات شديده عند الولاده

أشياء كثيرة في الحياة ترهقنا جدا لا لشيء الا لأننا نعطيها اهمية اكثر من اللازم
**Take it easy**

احتصار البول بعد سن الأربعين غالبا بسبب تضخم البروستات. خصوصا عند التعرض للبرد والذي يتطلب مراجعة طبيب الجراحة

Bulimia قلق نفسي يصاحبه هوس للأكل والسمنة

Anorexia قلق نفسي يصاحبه هوس لفقدان الوزن

## ضربة الشمس

حالة طارئة ناتجة عن الجفاف و فقدان الجسم القدرة على تنظيم الحرارة الداخلية وفشل عملية التعرق الذي يقلل درجة حرارة الجسم ٠
تحصل الحالة نتيجة للتعرض الى طقس و درجة حرارة مرتفعة ولفتره معينه ويشعر المصاب بالصداع الشديد والتعب والأرهاق وربما الإغماء
أهم خطوات الإسعاف هي نزع ملابس المصاب
وضع الماء على جسم المصاب
استخدام مروحة
اعطاء سوائل عن طريق الفم أو الوريد
ملاحظة ~ يجب التفريق بين ضربة الشمس والتهاب السحايا من خلال عرضه على الطبيب المختص

## تهيج القولون المزمن

حالة مرضية مزمنة تتفاوت فيه الأعراض بين الاسهال والامساك مع ألم خفيف أو متوسط ، أهم أسبابها القلق النفسي والعيش في بيئة اجتماعية مضطربة ٠
غالبا ما يكون علاجها بالأدويه التي تنظم حركة الأمعاء وتقلل من القلق النفسي

## Manic depression or Bipolar depression

هي الكآبة المزمنة القطبية يفقد فيها الشخص الأهتمام بكل مجالات الحياة والحزن بدون سبب معين والانطواء على النفس والشئ الأخطر في المرض هو فترات معينة من المرض يشعر فيها المريض والبهجة والضحك والمرح والفرح غير الطبيعي والاندفاع الشديد للتبذير والصرف وحتى إقامة مشاريع عفوية غير مدروسه تكلف ذويه الكثير كذلك وأخطر ما في الأكتاب هو زيادة معدلات الانتحار

أخطر أنواع التقئ هو تقئ الأنسان كبير السن طريح الفراش وخطورة رجوع القئ الى مجرى التنفسي والرئتين مما يسبب التهاب الرئتين Aspiration pneumonia أو خراج الرئتين Lung abscess .

حكمة الحياة

هي هكذا
انا غبي لانني اردت ان اكون غبي
انا ذكي لانني فعلا ذكي

معلومه مهمه :
الوعي لها اكثر من معنى
الأول Conscious وهو عكس الغيبوبه
والثاني Aware بمعنى ان تفهم و تعيش الواقع وتتواصل معه

غسل الوجه :
يفتح المسامات ويمنع حب الشباب
يزيل الافرازات والبكتريا المرضيه
يجعل ألياف الوجه مرنه واكثر نضاره
يمنع جفاف البشره
والنظر الى الماء وهو في الكف يحسن المزاج

لا تتسرع في اتخاذ القرار ولكن تعلم كيف تتخذ القرار الصحيح بسرعه

أهم أعراض وعلامات الكسور
تورم حول مكان الإصابة
الم شديد
أحمرار
عدم القدرة على تحريك وربما تشوه أو تغير شكل الجزء المصاب
أهم الأسعافات : عدم تحريك الطرف المصاب
أخذ مسكن للألم لحين وصول الطوارئ

أهم أسباب داء السكر في الأطفال
السمنة المفرطة
الوراثه
الالتهابات المتكررة ولفتره طويله خصوصا التهابات المسالك التنفسية
تناول الاطفال السكريات بكميات كبيرة ولفترة طويلة

السلامة المهنية
هي من أهم مقومات الحياة المدنية والمتحضرة وتشمل
تأمين ظروف ومنهج عمل علمي يحفظ سلامة الأفراد من أخطار العمل وتشمل الحريق ، الجروح، سلامة السير والطرق ، التعامل مع مواد العمل خصوصا المواد الكيميائية ، طريقة حمل الأشياء والأثقال حيث ينصح بالانخفاض أشبه بالجلوس وليس الانحناء مع أستقامة العمود الفقري وذلك لتجنب الانزلاق الغضروفي

**التفكير الايجابي Positive thinking**

**هو أن تأخذ الرؤية المتفائله من أي شئ تواجهه في الحياة وتعمل على إثباته والنهوض به أكثر وأكثر**

**التفكير السلبي Negative thinking**

**هو الأخذ والاعتقاد بالرؤيه المتشائمة للأشياء التي تواجهها في الحياة**

**فأنت تقول سأبتعد من الأزهار لتجنب الأشواك والأجدر أن تقول سأتمتع بمنظر وعطر الزهور عن قرب**

**لانه نادرا ما تجرح الأشواك الإنسان**

**ليكن ذهابك الى الطبيب هو أخطر وأهم مهمة تؤديها في حياتك**

**ضغط الدم**

**من الأمور التي تساعد على السيطرة على ضغط الدم هو**

**التغذية الصحية**

**التمارين الرياضيه الخفيفه**

**النوم الصحي المنتظم**

## أهم أسباب فقدان الوعي

عدم انتظام دقات القلب أو الذبحة والجلطة القلبية وهو الأخطر والذي ربما يتطلب تنفس اصطناعي وصدمه إنعاش للقلب . الوقوف لفترات طويلة . التعرّض لألم شديد وضربة الشمس ويتم علاجها بالسوائل

ووضع الماء على جسد المريض . الخوف الشديد. الحمل خصوصا مع سوء التغذية وفقر الدم. الإصابة

بالجفاف . التعب والإنهاك الشديد. رؤية الدم. التعرّض لصدمة نفسيّة أو عاطفيّة. انخفاض نسبة سكر الدم خصوصا عند مرضى السكر وأهم أعراضه الصداع الشديد وتشوش الإدراك والوعي ويتم علاجه بإعطاء العسل وملعقة سكر عن طريق الفم حتى الوصول للطوارئ. السعال الشديد. التعرّض للنوبات العصبية. تناول المخدّرات والأدوية الممنوعة قانونياً. شرب الكحول.

**نصائح وتوجيهات عامة للمرضى بعد إجراء العمليه الجراحيه**

**مراقبة النبض والضغط للتأكد من عدم حصول نزيف داخلي أو فقدان توازن سوائل الجسم**

**مراقبة درجة حرارة الجسم للتأكد من عدم حصول التهاب الجرح و انتقال البكتريا وسمومها الى مجرى الدم**

**تعقيم وفحص الجرح يوميا للتأكد من عدم وجود قيح**

**الالتزام بتوجيهات الطبيب المباشر وتجنب الاجتهاد الشخصي والتطمين غير المسؤول ٠**

**بعض الأعراض التي تتطلب الاستشارة بأقرب وقت هي الحمى ، الصداع، التقيؤ ، الألم خصوصا الم البطن**

**وتكون القيح في مكان جرح العملية ٠**

**نصيحة أجتماعيه ونفسيه**

**لا تؤمن بمبدأ الخسارة المشرفة لأنه يؤدي بك إلى الأعتزاز بالفشل ويصبح من ثوابت حياتك**

**الحكمة**

**هناك فرق بين الحكمة كمنهج حياة يومي (وضع الشيء في مكانه الصحيح) وبين الحكمة كنتاج**

**أدبي ولغوي (وضع خلاصة تجربة في إطار واضح بليغ ومؤثر)**

يجب ان تميز بين المزاج mood وبين الشخصيه personality فلا تجعل الناس تحكم عليك بقرار تتخذه عندما يكون مزاجك مضطرب

كلمه واحده تقيك معظم الأمراض:

النظافه

أعراض تحذيرية توجب التوجه للطوارئ لمرضى ضغط الدم المرتفع !!

صداع شديد

خلل بالرؤية أو فقدان مفاجئ للرؤية.

خلل في الوعي أو فقدان للوعى.

تشنجات.

ضيق شديد بالتنفس

آلام بالصدر أو حرقة على المعدة.

تورم بالجسم.

نزيف من الأنف.

فقدان الشهية

مِن أهم الأعراض التي تحصل مبكرا جدا مع كثير من الأمراض المتعلقه بالجهاز الهضمي وغير الجهاز الهضمي مثل أمراض الحمى وأمراض الدم وغيرها وتتطلب أستشارة طبيب

بعض علامات الارتفاع الشديد و المفاجئ في ضغط الدم : صداع , دوار , تعرق , طنين في الاذن, تسارع النبض, تنمل وضعف العضلات خصوصا الوجه

لماذا تحتاج الحامل إلى الزنك؟

يعتبر الزنك معدن أساسي في نمو الخلايا وتمايزها وتقوية ودعم الجهاز المناعي، والحفاظ على حواس الجسم المختلفة من ذوق ورائحة، ويدخل في عملية شفاء الجروح.

لقد ربطت بعض الدراسات ما بين نقص الزنك وانخفاض الوزن عند الولادة، وغيرها من المشاكل التي قد تحدث أثناء الحمل والولادة. لذا فمن المهم أن تحصل على كميات كافية من الزنك وخاصة أثناء الحمل، فهي فترة يحدث فيها نمو سريع في الخلايا.

## Autopilot memory

هو أن تعود نفسك على أداء أعمالك اليوميه الروتينيه بصوره متسلسله ثابته من ١ الى ١٠ من حيث لزمان والمكان وذلك لتلافي نسيان الأشياء عند تغيير تسلسل الأحداث اليومي ٠فلا تضع المفاتيح في مكان خارج أطار ماتعودت وضعه ، كذلك وعلى سبيل المثال لا تغيَّر تسلسل توصيل الزوجه والاولاد للعمل والمدارس

أسباب جفاف الفم

القلق المزمن والخوف ، داء السكر ، التهاب وتليف غدد اللعاب مثل متلازمة جوكران , بعض الادويه ، الكحول والتدخين ، شلل عَصَب الوجه ، فقدان السوائل بالتعرق والإسهال الشديد

المريض يرى الأشياء
الطبيب يتوقع الأشياء
مثال : طفل عمره ٤ سنوات يعاني من رشح حمى خفيفة مع سعال
والد المريض يرى أعراض نزلة برد
الطبيب يرى ويتوقع بداية الحصبة وتوقع ظهور الطفح الجلدي خلال أيام


الاستعداد لتبدل فصول السنه
يجب أن تكون للوالدين فكره عن أمراض الشتاء أو أمراض الصيف من أجل تهيئة أجواء البيت وأفراد العائله لمثل هذه التغييرات



إدمان المخدرات
أهم الأعراض التي يجب أن يلاحظها الوالدين على الأبناء
التأخر خارج البيت
مرافقة أصدقاء جدد غير متوقعين
القلق
التهيج العصبي
الانعزال عن أفراد العائلة
احمرار واحتقان العينين
الرجفة في اليدين ربما
فقدان الحكمة والعقلانية في مناقشة الأشياء

## الغضب والجلطه القلبيه

يجب تجنب الغضب قدر الأمكان وخصوصا مع تقدم العمر وذلك لان الغضب يؤدى الى أفراز هورومون الادرينالين فوق المعدل الطبيعي والذي يؤدي بدوره الى تسارع شديد في نبضات القلب والذي يؤدي الى قلة إمتلاء القلب بسبب قصر الفتره الزمنيه بين نبضه وأخرى مما لا يعطي الوقت الكافي لامتاء القلب فتقل كمية الدم التي يضخها القلب للشرايين التاجيه المزوده لعضلات القلب وبالتالي تقل كمية الاوكسجين الواصله لعظلة القلب وحصول موت انسجة عضلات القلب وحصول الجلطه القلبيه ، واذا حصل وكانت الأنسجه الميته هي المسؤوله عن تدفق شحنات كهربائية القلب فقد يؤدي الى توقف نبضات القلب وحصول السكته القلبيه .